Kurzfassung der Leitlinie der Deutschen Atemwegsliga und der Deutschen Gesellschaft für Pneumologie und Beatmungsmedizin zur Diagnostik und Therapie von Patienten mit chronisch obstruktiver Lungenerkrankung (COPD)

Herausgegeben von
der Deutschen Atemwegsliga e.V. und
der Deutschen Gesellschaft für Pneumologie und Beatmungsmedizin

Bearbeitet von:

P. Kardos
R. Buhl
C. P. Criée
A. Gillissen
D. Köhler
H. Magnussen
H. Morr
D. Nowak
D. Pfeiffer-Kascha
W. Petro
K. F. Rabe
K. Schultz
H. Sitter
H. Teschler
C. Vogelmeier
T. Welte
R. Wettengel
H. Worth

2. überarbeitete Auflage

Dr. med. P. Kardos
Gemeinschaftspraxis und
Zentrum für Pneumologie, Allergologie, Schlafmedizin
Klinik Maingau
Scheffelstraße 33
60318 Frankfurt am Main
Telefon: 069-553611
Fax: 069-594781
E-Mail:
kardos@lungenpraxis-maingau.de

Deutsche Atemwegsliga e.V.
Burgstraße 12
33175 Bad Lippspringe
Telefon: 05252-933615
Fax: 05252-933616
http://www.Atemwegsliga.de

Bibliografische Information der Deutschen Nationalbibliothek

Die Deutsche Nationalbibliothek verzeichnet diese Publikation in der Deutschen Nationalbibliografie; detaillierte bibliografische Daten sind im Internet über http://dnb.d-nb.de abrufbar.

Rüdigerstraße 14
70469 Stuttgart
Unsere Homepage:
http://www.thieme.de

Printed in Germany

Umschlaggestaltung: Thieme Verlagsgruppe
Satz und Druck: Druckhaus Götz GmbH, 71636 Ludwigsburg, gesetzt auf CCS Textline
Buchbinder: Ö+K, 71272 Renningen

ISBN 978-3-13-132952-3

3 4 5 6

Wichtiger Hinweis: Wie jede Wissenschaft ist die Medizin ständigen Entwicklungen unterworfen. Forschung und klinische Erfahrung erweitern unsere Erkenntnisse, insbesondere was Behandlung und medikamentöse Therapie anbelangt. Soweit in diesem Werk eine Dosierung oder eine Applikation erwähnt wird, darf der Leser zwar darauf vertrauen, dass Autoren, Herausgeber und Verlag große Sorgfalt darauf verwandt haben, dass diese Angabe **dem Wissensstand bei Fertigstellung des Werkes** entspricht.

Für Angaben über Dosierungsanweisungen und Applikationsformen kann vom Verlag jedoch keine Gewähr übernommen werden. **Jeder Benutzer ist angehalten,** durch sorgfältige Prüfung der Beipackzettel der verwendeten Präparate und gegebenenfalls nach Konsultation eines Spezialisten festzustellen, ob die dort gegebene Empfehlung für Dosierungen oder die Beachtung von Kontraindikationen gegenüber der Angabe in diesem Buch abweicht. Eine solche Prüfung ist besonders wichtig bei selten verwendeten Präparaten oder solchen, die neu auf den Markt gebracht worden sind. **Jede Dosierung oder Applikation erfolgt auf eigene Gefahr des Benutzers.** Autoren und Verlag appellieren an jeden Benutzer, ihm etwa auffallende Ungenauigkeiten dem Verlag mitzuteilen.

Inhaltsverzeichnis

Definition

Die COPD ist durch eine Atemwegsobstruktion charakterisiert, die nicht vollständig reversibel und progredient ist. Sie ist assoziiert mit einer abnormen Entzündungsreaktion, die durch Partikel und Gase ausgelöst und in Europa in erster Linie durch Zigarettenrauch verursacht wird. Die COPD betrifft nicht nur die Lunge, sondern hat auch signifikante extrapulmonale Auswirkungen (Herz- und Kreislauf, Skelettmuskulatur, Skelettsystem, Psyche, Stoffwechsel), die zum Schweregrad der Erkrankung beitragen können. Abzugrenzen sind von der COPD andere Erkrankungen mit Atemwegsobstruktion: Asthma, Mukoviszidose, Bronchiektasie, Bronchiolitis obliterans, diffuse Lungenparenchymerkrankungen mit Obstruktion.

Diagnostik der COPD

Die Diagnose COPD ist – meist bei Vorhandensein einer auslösenden Noxe (und einer charakteristischen Symptomatik) – anhand des lungenfunktionsanalytischen Nachweises einer nicht vollständig reversiblen Atemwegsobstruktion zu stellen.

- Anamnese:
  - Husten,
  - Auswurf,
  - Atemnot unter Belastung,
  - Rauchgewohnheit (80% sind Raucher oder Exraucher) und/oder
  - inhalative Belastung am Arbeitsplatz,
  - Anzahl der Exazerbationen/Jahr,
  - Komorbidität (auch psychische!),
  - Gewichtsverlust.
- Körperlicher Untersuchungsbefund:
  - Pfeifen und Brummen,
  - verlängerte Exspirationsdauer,
  - in fortgeschrittenen Stadien: Lippenzyanose, periphere Ödeme, pulmonale Kachexie, ggf. Zeichen für skelettale, muskuläre, oder kardiale Komorbidität.

- Lungenfunktionsprüfungen:
  - Spirometrie:
    - forciertes exspiratorisches Volumen in der ersten Sekunde (FEV_1),
    - inspiratorische Vitalkapazität (VK),
    - das Verhältnis FEV_1/VK ist < 70%.
  - Reversibilitätstest zum Ausschluss einer reversiblen Obstruktion (Asthma):
    - Bronchodilatator:
      Zunahme der FEV_1: 30 Minuten nach einem Beta-2-Sympathomimetikum (z.B. bis zu 400 µg Salbutamol) bzw. Anticholinergikum (80 µg Ipratropium) oder einer Kombination aus beiden Bronchodilatatoren gegenüber dem Ausgangswert (ΔFEV_1) um weniger als 15% des Ausgangswertes und weniger als 200 ml.
    - Kortison: ΔFEV_1 < 15% nach 20–40 mg Prednisolonäquivalent/die über 14 Tage oder inhalativ mindestens tgl. 2× mittelhohe Kortisondosen über 4–6 Wochen.

Eine fehlende Reversibilität spricht für COPD, schließt aber Asthma nicht ganz aus.

- Blutgasanalyse:
  - respiratorische Partialinsuffizienz: Erniedrigung des arteriellen Sauerstoffpartialdruckes (PaO_2 < 60 mm Hg),
  - respiratorische Globalinsuffizienz: Erhöhung des arteriellen Kohlendioxidpartialdruckes ($PaCO_2$ > 45 mm Hg).
- Pulsoxymetrie: Messung der Sauerstoffsättigung, Hyperkapnie kann übersehen werden!
  Hypoxämie: SaO_2 < 90%.
- Weitere diagnostische Methoden:
  - Röntgenaufnahme der Thoraxorgane in 2 Ebenen.
    Bei Diagnosestellung zur Differentialdiagnose und zur Erfassung von Emphysemblasen.
- Weiterführende Diagnostik:
  - Ganzkörperplethysmographie,
  - Diffusionskapazität,
  - Belastungstests (z.B. Gehstrecke über 6 Minuten).

Schweregradeinteilung der COPD

Nach akuter Bronchodilatation gemessene FEV_1-Werte (% vom Soll) bei *stabiler* COPD.

Tab. **1** **Schweregradeinteilung der COPD**

Schweregrad	Kriterien
IV (sehr schwer)	– $FEV_1 \leq 30\%$ Soll, $FEV_1/VK < 70\%$ oder – $FEV_1 < 50\%$ Soll plus chronische respiratorische Insuffizienz
III (schwer)	– 30% Soll < FEV_1 < 50% Soll, $FEV_1/VC < 70\%$ – mit/ohne chronische Symptome (Husten, Auswurf, Dyspnoe)
II (mittel)	– 50% Soll ≤ FEV_1 < 80% Soll, $FEV_1/VC < 70\%$ – mit/ohne chronische Symptome (Husten, Auswurf, Dyspnoe)
I (leicht)	– $FEV_1 \geq 80\%$ Soll, $FEV_1/VK < 70\%$ – mit/ohne Symptomatik (Husten, Auswurf)

Chronischer Husten und Auswurf (die chronische, nicht obstruktive Bronchitis, häufig Folge des Rauchens) werden nicht mehr als Stadium 0 der COPD geführt, da das Risiko des Übergang zur COPD unklar ist.

Eine neue, multidimensionale Schweregradeinteilung (BODE Index) berücksichtigt den **B**ody mass Index mit 0 oder 1 Punkt, die **O**bstruktion (FEV_1), die **D**yspnoe und die körperliche Belastbarkeit (**E**xercise) jeweils mit 0 bis 3 Punkten. Schlechtester Score sind 10 Punkte. Der BODE-Index korreliert besser mit der Mortalität als FEV_1.

Tab. **2** **Differenzialdiagnose der Obstruktion**

Asthma
Bronchiektasie
Zystische Fibrose
Diffuse Lungenparenchymerkrankungen mit Obstruktion
Bronchialwandinstabilität
Konstriktive Bronchiolitis obliterans (z. B. nach inhalativen Intoxikationen)
Extrathorakale Obstruktion (Trachea, Larynx)

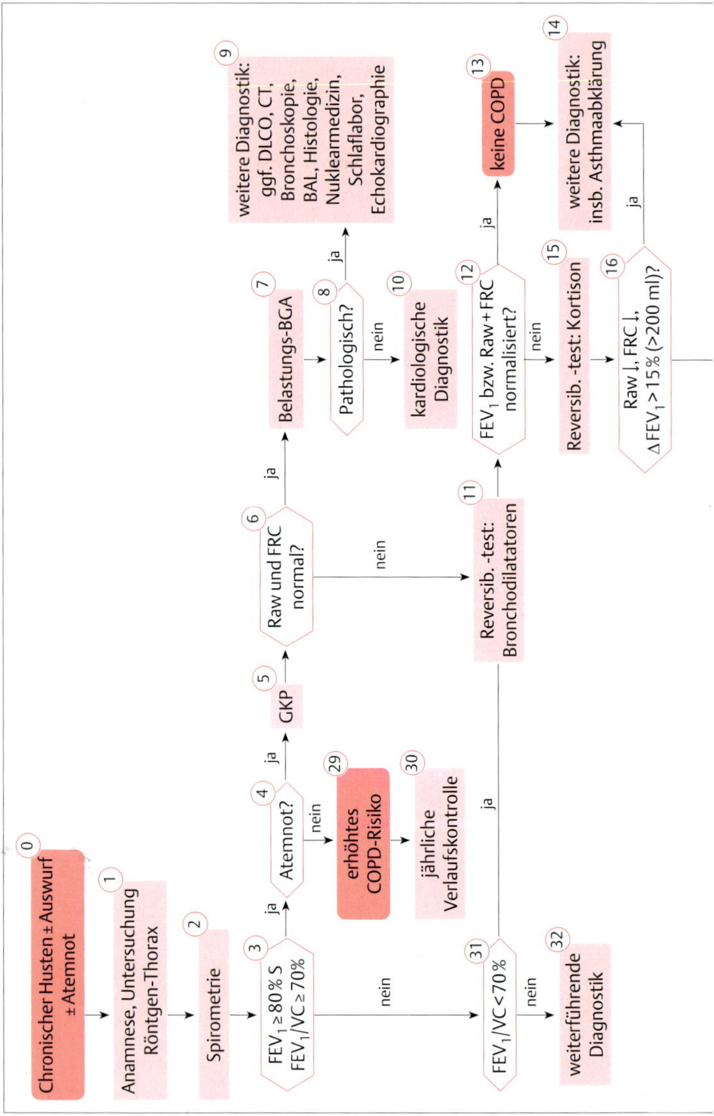

Diagnostik der COPD

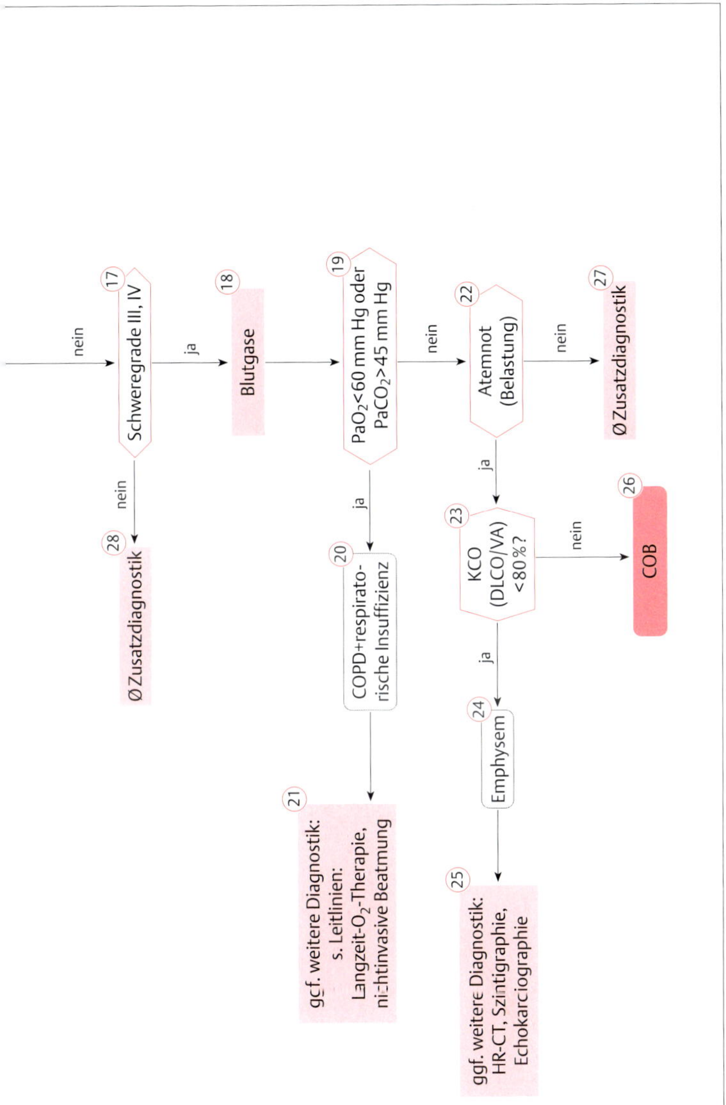
nein
17 Schweregrade III, IV
nein
28 Ø Zusatzdiagnostik
ja
18 Blutgase
19 PaO_2<60 mm Hg oder $PaCO_2$>45 mm Hg
ja
20 COPD+respiratorische Insuffizienz
21 ggf. weitere Diagnostik: s. Leitlinien: Langzeit-O_2-Therapie, nichtinvasive Beatmung
nein
22 Atemnot (Belastung)
nein
27 Ø Zusatzdiagnostik
ja
23 KCO (DLCO/VA) <80 %?
nein
26 COB
ja
24 Emphysem
25 ggf. weitere Diagnostik: HR-CT, Szintigraphie, Echokarciographie

Tab. **3** **Differenzialdiagnose Asthma und COPD**

Merkmal	Asthma	COPD
Alter bei Erstdiagnose	meist: Kindheit, Jugend	meist 6. Lebensdekade
Tabakrauch	kein Kausalzusammenhang	überwiegend Raucher
Atemnot	anfallsartig auftretend	bei Belastung
Allergie	häufig	selten
Reversibilität der Obstruktion	gut: $\Delta FEV_1 \geq 15\%$	nie voll reversibel $\Delta FEV_1 < 15\%$
Obstruktion	variabel, episodisch	persistierend, progredient
Bronchiale Hyperreagibilität	regelhaft vorhanden	möglich
Ansprechen auf Kortison	regelhaft vorhanden	gelegentlich

Therapie der COPD

Tab. **4** **Therapieoptionen bei COPD**

Prävention	Medikamentöse Behandlung	Nicht medikamentöse Behandlung	Apparative/ operative Behandlung
Raucherentwöhnung	Anticholinergika Beta-2-Sympathomimetika	körperliches Training	Langzeitsauerstofftherapie
Schutzimpfungen	Theophyllin	Patientenschulung	Nichtinvasive Beatmung
Arbeitsplatzhygiene	Glukokortikoide Antibiotika Mukopharmaka	Physiotherapie Ernährungsberatung	Emphysemchirurgie Transplantation

Prävention (von COPD und Exazerbationen)

- Verzicht auf Tabakrauchen ist die einzige Maßnahme, welche die Progredienz der COPD verlangsamt.
- Maßnahmen zur Raucherentwöhnung:
  - verbale Intervention (bei jeder Beratung),
  - Raucherentwöhnungsprogramme (Gruppe),
  - Nikotinpflaster, Kaugummi, Bupropion, Vareniclin.
- Bei beruflichen Noxen: Arbeitsplatzhygiene.
- Empfohlene Schutzimpfungen: Influenza, Pneumokokken.

Medikamentöse Behandlung der stabilen COPD

Bronchodilatatoren

Basistherapie

- Inhalative kurzwirksame Bronchodilatatoren zur Linderung der Symptome
  - Anticholinergikum (Ipratropium),
  - Beta-2-Sympathomimetika (Fenoterol, Salbutamol, Terbutalin),
  - in Kombination: additiver Effekt.
- Inhalative langwirksame Bronchodilatatoren zur Linderung der Symptome durch Bronchodilatation und vor allem zur Verhinderung der Überblähung, zur Steigerung der Belastbarkeit, der Lebensqualität und zur Prävention von Exazerbationen.
  - Anticholinergikum (Tiotropium),
  - Beta-2-Sympathomimetika (Formoterol, Salmeterol),
  - Freie Kombination aus langwirksamem Anticholinergikum und langwirksamem Beta-2-Sympathomimetikum.

Langwirksame Bronchodilatatoren sind effektiver als kurzwirksame.

- Theophyllin: dritte Wahl wegen der geringen therapeutischen Breite.
- Orale retardierte Beta-2-Sympathomimetika für Patienten, die nicht inhalieren können.

Die Kombination verschiedener Wirkstoffklassen zeigt einen additiven Effekt.

Inhalationstechnik einüben!

Eine regelmäßige bronchodilatatorische Therapie, die bei COPD Patienten nicht mit der Gefahr der Tachyphylaxie (Beta-Sympathomimetika!) behaftet ist, wird ab Schweregrad II empfohlen.

Inhalative Glukokortikoide

Indikationen:

- Bei 10–15% der COPD Patienten, wenn darunter FEV_1 >15% und >200 ml ansteigt (oft wird hier eine Kombination von Asthma und COPD angenommen).
- Bei Schweregraden III und IV, falls steroid- und/oder antibiotikapflichtige Exazerbationen (>1/Jahr) auftreten.

Systemische Glukokortikoide

Eine über die Kurzzeittherapie bei Exazerbation: (s. dort) hinausgehende *Langzeittherapie* mit oralen Glukokortikoiden wird nicht empfohlen.

Kombinationspräparate

Langwirksame Beta-2-Sympathomimetika und inhalative Glukokortikoide: Sie können bei Patienten eingesetzt werden, bei denen beide Komponenten indiziert sind (s. oben).

Mukopharmaka

Der Einsatz von N-Acetylcystein, Ambroxol, Myrtol und Cineol orientiert sich an dem subjektiven Therapieerfolg.

Antitussiva

Bei quälendem trockenem Husten im Rahmen von Exazerbationen sind Codeinderivate und synthetische Antitussiva in ausreichend hoher Dosierung (60 mg Codein, 20 mg Dihydrocodein pro Dosis) hilfreich, falls keine Hyperkapnie vorliegt und keine Atemdepression droht.

Nichtmedikamentöse Therapie

Körperliches Training ist zentraler Bestandteil der Langzeittherapie der COPD

Allgemeine Maßnahmen

Patientenschulung

Empfehlenswert in kleinen Gruppen von maximal 4–8 Teilnehmern mit strukturierten und evaluierten Programmen (z. B. „COBRA").

Physiotherapie

- Senkung der Atemarbeit: Lippenbremse, kleine Geräte mit einer exspiratorisch wirksamen Stenose.
- Atemerleichternde Körperstellungen bei schwerer Dyspnoe: Kutschersitz, Anlehnen an eine Wand.
- Verbesserung der Sekretelimination: Lagerungsdrainage, effektive Hustentechniken und die Mobilisierung des Sekrets mittels Thoraxwandperkussion und Geräten mit exspiratorischen Oszillationen (Flutter und RC Cornet).

Ernährung

Die Unterernährung (BMI $< 25\,kg/m^2$) verschlechtert die Prognose. Ziel der Ernährungstherapie ist es, mittels oraler Kalorienzufuhr, ggf. Ernährungssupplementierung, eine Gewichtszunahme zu erzielen. Bei Verlust an Muskelkraft infolge Untergewicht ist zusätzlich körperliches Training erforderlich.

Rehabilitation

Linderung der somatischen und psychischen Symptomatik des Patienten, Steigerung der Lebensqualität mit Wiederherstellung der best möglichen Leistungsfähigkeit, Förderung der sozialen Reintegration. Stationär, teilstationär oder wohnortnah ambulant. Rehabilitationsmaßnahmen nach Abschluss möglichst durch Teilnahme in einer Lungensportgruppe ergänzen.

Langzeitsauerstofftherapie (LOT)

Bei chronischer Hypoxämie (arterieller Sauerstoffpartialdruck (PaO_2) $\leq$ 55 mmHg) indiziert; bei Cor pulmonale bereits bei einem PO_2 < 60 mmHg.
Anwendungsdauer: mindestens 16 Stunden pro Tag.
Für Patienten, die unter Belastung desaturieren (SaO_2 Abfall $\geq$ 4% und SaO_2 < 88%) ist eine portable Sauerstofftherapie erforderlich.

Heimbeatmung

Eine Entlastung der Atemmuskulatur durch eine intermittierende (nächtliche) nichtinvasive Heimbeatmung (NIV) über Nasen- oder Nasen-Mund-Maske ist indiziert, wenn alle konservativen Behandlungsmöglichkeiten ausgeschöpft sind. Einleitung nur in spezialisierten Krankenhausabteilungen.

Operative Therapieverfahren

Bullektomie

Bei großen Bullae, die mehr als $^1/_3$ eines Lungenflügels einnehmen und das benachbarte Lungenparenchym komprimieren.

Lungenvolumenreduktion

Die Resektion von Lungengewebe, bevorzugt von stark emphysematös veränderten Lungenarealen bei sorgfältig ausgewählten, geeigneten Patienten in spezialisierten Zentren.

Lungentransplantation

Für Patienten mit schwerem Lungenemphysem. Eine immunsuppressive Therapie ist lebenslang erforderlich. Die Auswahl der Patienten erfolgt durch spezialisierte Zentren.

Tab. **5** **Stufenplan für die Langzeittherapie der COPD**

Schweregrad	I: leicht	II: mittel	III: schwer	IV: sehr schwer
Charakteristika	· $FEV_1/VK < 70\%$ · $FEV_1 \geq 80\%$ · mit/ohne Symptomatik	· $FEV_1/VK < 70\%$ · $50\% \leq FEV_1 < 80\%$ · mit/ohne Symptomatik	· $FEV_1/VK < 70\%$ · $30\% < FEV_1 < 50\%$ · mit/ohne Symptomatik	· $FEV_1/VK < 70\%$ · $FEV_1 \leq 30\%$ oder · $FEV_1 < 50\%$ und chronische respiratorische Insuffizienz, Zeichen der Rechtsherzinsuffizienz
	Vermeidung von Risikofaktoren, Grippe- und Pneumokokken-Schutzimpfung. Zusätzlich bei Bedarf kurzwirksamer Bronchodilatator.			
		Zusätzlich Dauertherapie mit einem oder mehreren langwirksamen Bronchodilatatoren, Rehabilitation.		
			Zusätzlich inhalative Glukokortikoide bei wiederkehrenden Exazerbationen.	
				Zusätzlich Langzeitsauerstofftherapie bei respiratorischer Insuffizienz. Prüfen, ob chirurgische Behandlung angezeigt ist.

Exazerbation

Ein Ereignis im natürlichen Verlauf der Erkrankung, das durch eine Änderung von Atemnot, Husten und/oder Auswurf definiert wird, wenn diese über die Tagesschwankungen der Symptome hinausgeht, akut beginnt und eine Änderung der medikamentösen Behandlung erforderlich macht. Charakteristisch in den Stadien III und IV der COPD, oft während der kalten Jahreszeit.

Ursachen der Exazerbationen:

- bakterielle Infekte (H. influenzae, S. pneumoniae, M. catarrhalis, Enterobakterien species, P. aeruginosa),
- virale Infekte (Influenza-, Respiratory-Syncytial-, Rhino-, Corona- und Adenoviren),

- Luftverunreinigung (Smog),
- atemdepressive Medikamente,
- Unfälle.

Differenzialdiagnostisch abzugrenzen sind:
- Pneumonie,
- Herzinsuffizienz,
- Lungenembolie,
- Pneumothorax,
- Pleuraerguss,
- Arrhythmien,
- Thoraxtrauma.

Diagnostik bei Exazerbation

Tab. **6** **Symptomatik und Schweregrade der akuten Exazerbation sowie schweregradorientierte Therapie**

In Abhängigkeit vom Schweregrad ambulant, stationär oder intensivmedizinisch behandeln		
Schweregrad	**Kennzeichen**	**Therapie**
Alle Schweregrade		Nikotinverzicht Antibiotika bei purulentem Sputum Therapie der Komorbidität(en)
Leichtgradig	Leichte subjektive Verschlechterung ± Verschlechterung der Lungenfunktion	Anticholinergika u./o. Beta-2-Sympathomimetika
Mittelgradig	Atemnot ↑/Husten ↑ + Verschlechterung der Lungenfunktion	Evtl. Antibiotikum + systemische Glukokortikoide, + Theophyllin
Schwergradig	Bewusstseinstrübung Tachykardie/-pnoe Zyanose (neu/progredient) Ödeme	+ Sauerstoff ± NIV ± Therapie der Komplikationen

Ambulantes Management der Exazerbation der COPD

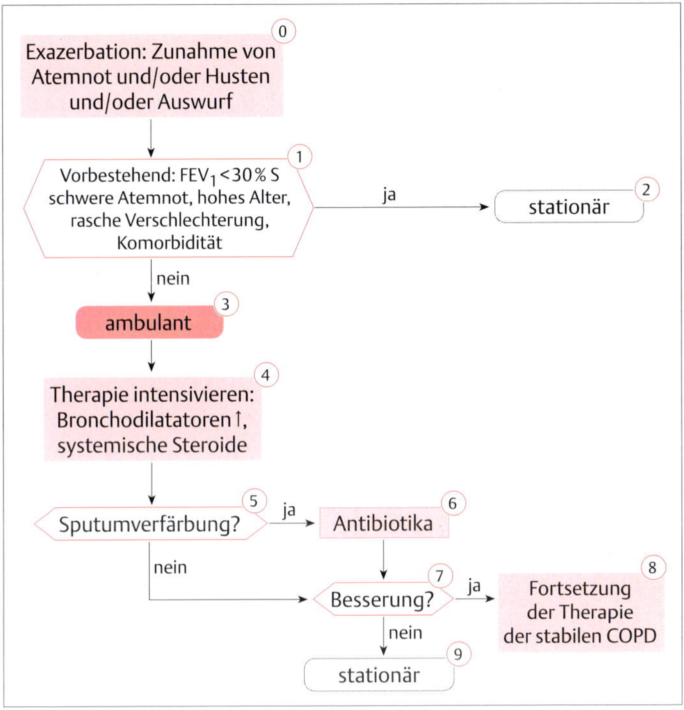

- Blutgasanalyse,
- Labordiagnostik: CRP, Blutsenkung, Leukozyten, D-Dimere,
- mikrobiologische Sputumdiagnostik: meist entbehrlich; der Nachweis der bakteriellen Ätiologie gelingt nur in < 50% aller Exazerbationen,
- Röntgenaufnahme des Thorax in 2 Ebenen bei Verdacht auf Pneumonie.

Tab. **7** **Kriterien zur stationären und intensivmedizinischen Behandlung bei COPD-Exazerbationen**

Stationäre Behandlung	Aufnahme auf die Intensivstation
Schwere Atemnot	Schwere Atemnot mit fehlendem Ansprechen auf die Notfalltherapie
Schlechter Allgemeinzustand	Komatöser Zustand
Rasche Progredienz der Symptomatik	Persistierende Hypoxämie (PaO_2 < 50 mm Hg) trotz Sauerstoff-Gabe
Bewusstseinstrübung	schwere oder progrediente Hyperkapnie ($PaCO_2$ > 70 mm Hg)
Zunahme von Ödemen und Zyanose	respiratorische Azidose (pH < 7,35), ggf. trotz NIPPV (nichtinvasive Beatmung über Maske)
Kein Ansprechen auf die Therapie	
Diagnostische Unklarheiten	
Bedeutsame Komorbidität	
Höheres Lebensalter	
Unzureichende häusliche Betreuung	

Therapiemaßnahmen

- *Bronchodilatatoren* intensivieren: Initial 1 – 2 Hübe eines kurzwirksamen Beta-2-Sympathomimetikums + 2 Hübe eines kurzwirksamen Anticholinergikums alle 10 bis 15 Minuten; bei unzureichender Besserung:
- 1,0 – 2,5 mg eines Beta-2-Sympathomimetikums + 0,5 mg Ipratropium in einen *Vernebler* füllen und mindestens 10 Atemzüge inhalieren lassen, alle 10 bis 15 Minuten.
- Beta-2-Sympathomimetika können *alternativ* i. v. (Reproterol 90 µg) bzw. s. c. (250 – 500 mg Terbutalin) gespritzt werden.
- *Theophyllin als „third line“* Medikation: Bolus 200 mg, (Injektionsdauer 5 Minuten) ggf. anschließend als Dauerinfusion.
  Anfangsdosis 800 mg/24 h je nach Theophyllin Serumspiegel (8 – 20 mg/l).
  Bei Theophyllin Vorbehandlung kein Bolus.

Stationäre Therapie der Exazerbation der COPD

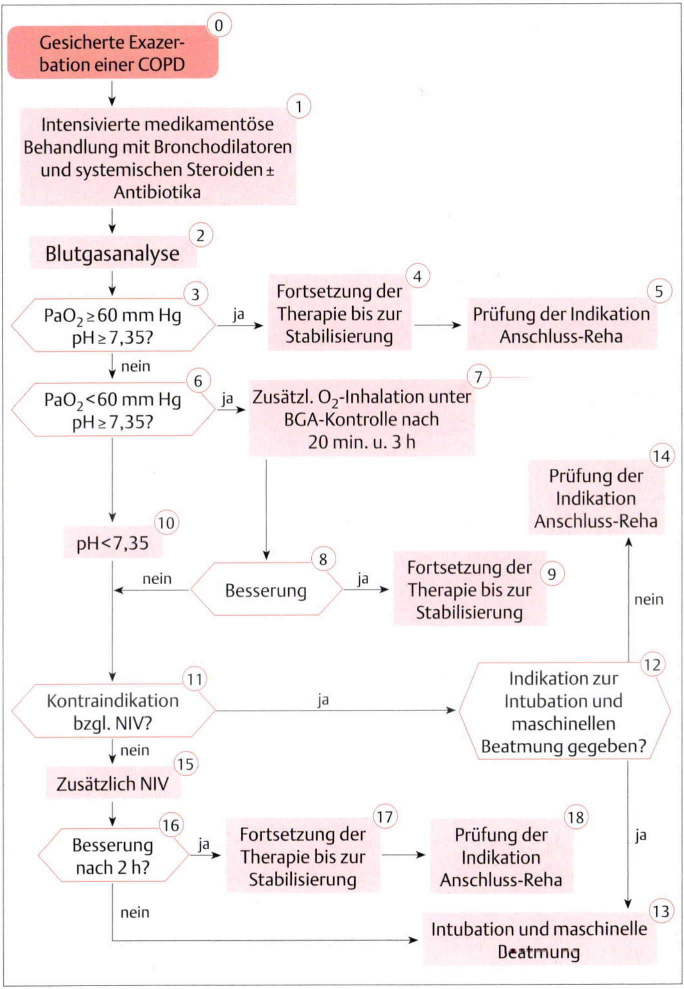

- *Systemische Glukokortikoide* 20 – 40 mg Prednisolonäquivalent/die, maximal für 14 Tage. Eine längere Behandlung bringt keine Vorteile.
- *Antibiotika,* wenn ein bakterieller Infekt mit purulenter Verfärbung des Sputums vorliegt und bei Notwendigkeit der Beatmung.
  - Kalkulierte Antibiose: S. pneumoniae, H. influenzae, B. catarrhalis erfassen:
    Aminopenicillin ± β-Laktamaseinhibitor, Makrolide; Doxycyclin.
  - Bei hochgradiger Obstruktion ($FEV_1 < 800$ ml) auch Pseudomonas aeruginosa und gramnegative Enterobakterien erfassen: Fluorochinolone der Klassen 3 und 4.
  - Therapiedauer: 5 – 7, in schweren Fällen etwa 10 Tage, ggf. intravenös einzuleiten.
  - Bei Misserfolg: mikrobiologische Diagnostik nach 2 – 3 Tagen Antibiotikapause.

Weitere Maßnahmen

- *Diuretika:* bei Rechtsherzinsuffizienz, initial 40 mg Furosemid i. v.
- *Kalorienzufuhr,* wenn der Patient infolge ausgeprägter Atemnot keine Nahrung zu sich nimmt, möglichst über Magensonde, ggf. i. v.
- *Heparinprophylaxe* bei immobilisierten Patienten, bei Polyglobulie, Dehydratation, bei chronisch venöser Insuffizienz und/oder thromboembolischen Erkrankungen.
- Bei Sekretretention und lobären Atelektasen: *bronchoskopische Absaugung, Lagerungsdrainagen.*

Beatmung

Bei Exazerbationen mit respiratorischer Insuffizienz ist die Beatmung indiziert:
- bei unbekannten COPD – Patienten: $PaO_2 < 60$ mm Hg und $PaCO_2 > 50$ mm Hg unter Sauerstoff-Zufuhr bzw. bei pH < 7,35,
- bei bekannter respiratorischer Insuffizienz: $PaO_2 < 50$ mm Hg und $PaCO_2 > 70$ mm Hg und pH < 7,35.

Nichtinvasive Beatmung (NIPPV, non-invasive positive pressure ventilation; Maske). Falls keine Ausschlusskriterien für die NIPPV vorliegen, ersetzt sie in 75 – 80 % der Fälle die Intubation.

Tab. 8 **Ein- und Ausschlusskriterien für die nichtinvasive Beatmung (NIPPV) bei COPD-Patienten mit akuter respiratorischer Insuffizienz**

Einschlusskriterien	Ausschlusskriterien
Schwere Atemnot mit Einsatz der „Atemhilfsmuskulatur“ und paradoxer abdominaler Atmung	Atemstillstand
Azidose (pH < 7,35) und Hyperkapnie ($PaCO_2$ > 50 mm Hg)	Herz-Kreislauf-Instabilität (Herzinfarkt, kardiogener Schock, Hypotonie, schwere Arrhythmie)
Atemfrequenz > 25/min	Bewusstseinstrübung (Somnolenz, Koma)
	Fehlende Kooperation des Patienten
	Erhöhte Gefahr von Regurgitation und Aspiration (Schluckstörung, Ileus, gastrointestinale Blutung, kürzliche Operation im Bereich von Gesicht, Speiseröhre und Oberbauch, Gesichtstrauma, Fehlbildungen im Nasopharynx)
	Visköses Sekret, große Sputummenge

Invasive Beatmung

- Patienten, die für eine nichtinvasive Beatmung ungeeignet sind (Tab. 8).
- Falls die nichtinvasive Beatmung innerhalb von 2 Stunden nicht zu einer Besserung führt.

Entlassungskriterien aus der stationären Behandlung

Wenn der Patient fähig ist:
- auf ebener Strecke zu gehen (wenn dies vor der Exazerbation möglich war),
- zu essen und zu schlafen ohne häufige Unterbrechungen infolge Dyspnoe,

- Stabilität der Symptomatik und der arteriellen Blutgase über mindestens 24 Stunden,
- inhalative kurzwirksame Beta-2-Sympathomimetika weniger als 6 × am Tage.

Vor der Entlassung des COPD Patienten sind zu prüfen:

die
- Inhalationstechnik,
- Indikation zur Langzeitsauerstofftherapie,
- Indikation von Rehabilitationsmaßnahmen,
- Indikation zu chirurgischen Maßnahmen einschl. Lungentransplantation.

Ein schriftlicher Medikamentenplan ist mitzugeben.

Beruf und COPD

Bei Patienten mit **COPD** ist auf einen inhalativ wenig belasteten Arbeitsplatz zu achten.

Die **chronisch-obstruktive Bronchitis** kann unter folgenden Konstellationen als Berufskrankheit vorkommen:
- als Komplikation der Silikose (BK 4101) und Silikotuberkulose (BK 4102),
- als mitunter vom berufsbedingten Asthma bronchiale schwer abgrenzbares Zustandsbild insbesondere nach langjähriger überschwelliger Exposition gegenüber chemisch-irritativen Arbeitsstoffen (BK 4302),
- als typische Berufskrankheit bei Steinkohlenbergleuten nach Einwirkung einer kumulativen Feinstaubdosis von in der Regel 100 mg/m^3 × Jahren (BK 4111).

Das berufsbedingte **Lungenemphysem** kann als Komplikation einer chronisch-obstruktiven Bronchitis bei den vorstehend genannten Konstellationen oder – hiervon unabhängig – nach relevanter Cadmiumexposition auftreten (BK 1104).

Der **chronischen Bronchitis** durch Arbeitsplatzeinflüsse kommt eine Warnfunktion zu → Arbeitsplatzhygiene optimieren!

Diagnostik
- „Daran denken"
- Arbeitsanamnese sowie Lungenfunktion mit / ohne Exposition am Arbeitsplatz longitudinal dokumentieren, DD Berufsasthma klären.
- Überweisung zum qualifizierten Facharzt bzw. zur qualifizierten Einrichtung.
- Im Vorfeld einer vermuteten Berufskrankheit Prävention prüfen.
- Verdacht auf Berufskrankheit an Landesgewerbearzt oder Unfallversicherungsträger melden (Meldepflicht! Formular unter http://www.hvbg.de/).
- Cave: Voreilig ausgestellte Atteste führen oft zum vermeidbaren Verlust des Arbeitsplatzes.

Abkürzungen

BAL	Bronchoalveoläre Lavage
BGA	Blutgasanalyse
BK (Beruf)	Berufskrankheit
BMI	Body Mass Index
COB	Chronisch obstruktive Bronchitis
COBRA	Chronisch obstruktive Bronchitis mit und ohne Emphysem / Ambulantes Schulungsprogramm für COPD-Patienten
COPD	Chronisch obstruktive Lungenerkrankung
CT	Computertomografie
DLCO	CO-Diffusionskapazität
DLCO / VA	CO-Diffusionskapazität / alveoläres Volumen = KCO
FEV_1	Forciertes exspiratorisches Volumen in der ersten Sekunde
FEV_1 % S	FEV_1 in Prozent des Sollwertes
FRC	funktionelle Residualkapazität
GKP	Ganzkörperplethysmografie
HR-CT	Hoch auflösende Computertomografie
KCO	CO-Transferkoeffizient (DLCO / VA)
NIPPV	Nichtinvasive Beatmung mit Überdruck
NIV	Nichtinvasive Beatmung
O_2	Sauerstoff
$PaCO_2$	Arterieller Kohlendioxidpartialdruck
PaO_2	Arterieller Sauerstoffpartialdruck
Raw	Atemwegswiderstand
SaO_2	Arterielle Sauerstoffsättigung
VA	alveoläres Volumen
VK	Vitalkapazität